Kommunikationssysteme für taubblinde und hörsehbehinderte Menschen

BERÜCKSICHTIGUNG VON REHABILITATION UND SCHULE

VON JANNEK PODOLSKI

STUDIENARBEIT

HUMBOLDT-UNIVERSITÄT ZU BERLIN

Inhalt

1. Einleitung

„Von allen Gebrechen, die den Menschen bedrohen erscheint mir die Taubstummblindheit als eines der schwersten. Man stelle sich einmal einen Menschen vor, der blind, taub und stumm ist! Wie könnte man sich mit ihm verständigen? Er kann nicht sehen, wenn wir ihm etwas zeigen wollen, nicht hören, wenn wir etwas zu ihm sagen und nicht sprechen, weil er stumm ist(...)" (Sokoljanski 1951, S. 181)

Die Bereiche der Taubblinden- und Hörsehbehindertenpädagogik sind in der Sonderpädagogik bisher nur wenig erforscht. Obwohl immer wieder Ansätze zur Erziehung Taubblinder und Hörsehbehinderter entworfen wurden, gibt es bis heute jedoch keine umfangreiche Literatur, welche diese Phänomene ausführlich und in ihrer ganzen Bandbreite beschreibt und sich mit der Förderung dieses Personenkreises auseinandersetzt. Die in dieser Arbeit verwendeten Informationen beruhen auf Aspekten aus einzelnen literarischen Werken und den Inhalten, welche in Seminaren der Humboldt-Universität zu Berlin, wie „AAC, taktiles Gebärden und Lormen", „Braille I und II", sowie „Mehrfachbehinderte blinde und sehbehinderte Menschen" in den Jahren 2009 und 2010 thematisiert wurden.

Wie im Zitat von Sokoljanski bereits erwähnt, ist es für Menschen, die über Lautsprache kommunizieren nahezu unvorstellbar, sich ohne diese ausdrücken zu können. Wenn ein Mensch weder hören noch sehen kann oder ihm bedeutende Anteile des Seh- und Hörvermögens fehlen, braucht er andere Möglichkeiten, um die durch diese Sinne vermittelten Informationen zu erhalten.

Diese Abhandlung beschäftigt sich mit Kommunikationssystemen für Taubblinde und Hörsehbehinderte, denen es aus unterschiedlichsten Gründen nicht oder nur kaum möglich ist, über Lautsprache zu kommunizieren. Zunächst wird der Begriff der Taubblindheit und Hörsehbehinderung erläutert und auf die möglichen Ursachen dieser Beeinträchtigung eingegangen. Anschließend wird eine Methode zur Anbahnung kommunikativer Fähigkeiten und der Spracherwerb taubblinder und hörsehbehinderter Kinder vorgestellt. Nach der Darstellung alternativer Kommunikationsformen wird auf die Förderung in der Schule und Rehabilitation in den verschiedenen Lebensabschnitten eingegangen.

Abschließend werden die Bedeutung der Hände für Taubblinde und Hörsehbehinderte, die Kommunikationssysteme im Vergleich mit Sprachsystemen, die aus der Nutzung der verschiedenen kommunikativen Formen hervorgehende Integration in die Gesellschaft und die Voraussetzungen für den Gebrauch der Kommunikationssysteme diskutiert.

2.   Was ist Hörsehbehinderung/Taubblindheit?

Bei der Beschreibung der Behinderung ist anzumerken, dass eine Hörsehschädigung oder eine Taubblindheit vorliegt, sobald ein Mensch gleichzeitig in beiden Fernsinnen, also in seiner Fähigkeit zu hören und zu sehen beeinträchtigt ist. Die Definition für Taubblindheit ergibt sich jedoch nicht aus der Addition von Taubheit und Blindheit Je nach Umfang der Beeinträchtigung spricht man von einer „Hörsehschädigung" oder einer „Taubblindheit" (vgl. Schlenk 2005). Die Kombination der beiden Sinnesbehinderungen führt dazu, dass jeweils der andere Sinn zur Kompensation nicht ausreicht. Gehörlose sehen, Blinde hören. Der Hörsehbehinderte/Taubblinde kann keines der beiden wesentlichen Sinnesorgane als Ersatz verwenden. Deshalb treten häufig bereits bei relativ geringen Einzelschädigungen schwere Beeinträchtigungen der Gesamtentwicklung auf. Hörsehbehinderung und Taubblindheit kann mit jeder anderen Schädigung beziehungsweise Behinderung auftreten (vgl. Wagner 2007, S.149). Trotz der Versorgung mit Seh- bzw. Hörhilfen sind diese Menschen in ihrem täglichen Leben (z.B. beim Einkaufen, Kochen, Spazierengehen, sich über das Tagesgeschehen informieren) deutlich eingeschränkt.

Um eine korrekte Bezeichnung der Behinderung zu finden, muss beachtet werden, welche Behinderung am stärksten ausgeprägt ist und welche zuerst auftrat. So ist es oft der Fall, dass Menschen, welche primär taub sind, im Alter zusätzlich erblinden. Diese Menschen bezeichnet man als Taubblinde, wohingegen Menschen, die erst blind sind und darauf folgend ertauben, als Blindtaube bezeichnet werden. Des Weiteren muss differenziert werden, wann die Behinderungen eingesetzt haben. Dies kann prälingual, also vor dem normalen Spracherwerb, oder postlingual, nach dem Spracherwerb, geschehen sein.

3. Ursachen von Hörsehbehinderung/Taubblindheit

Vom Beginn der Betrachtungen Taubblinder und Hör-Sehgeschädigter haben sich die Ursachen für diese Form der Behinderung stark verändert. Aufgrund früherer Lebenszustände, welche denen von heute nicht annähernd gleichkommen, war Taubblindheit und Hörsehbehinderung zumeist Folge einer Infektionskrankheit wie z.B. Syphilis oder eine Gehirnhautentzündung. Der gesellschaftliche Wandel hin zu einer allgemeinen Verbesserung der hygienischen Lebensumstände, sowie neue Medikamente wie Penicillin oder andere Antibiotika waren dafür ausschlaggebend, dass solche Infektionen zunehmend verhindert werden konnten. In den 1940er Jahren entdeckte der australische Arzt Norman Gregg die Rötelninfektion und beschrieb das Bild der Rötelnembryofetopathie (vgl. Dr. med. K. F. Gruber-Gerardy 2007). Hierbei kommt es zu pränatalen Schädigungen der Organe des Fötus im Mutterleib, weil sich die Mutter mit dem Röteln-Virus während der Schwangerschaft infiziert hat. Löwe beschreibt 1983, dass „(...) die zweifache Sinnesbeeinträchtigung bei etwa 50-75% aller taubblinden Kinder auf eine Rötelnembryofetopathie zurückzuführen" (Löwe 1983,S. 41) ist. Im Jahre 1964 gab es eine schwere Rötelnepidemie in den USA, bei der mindestens 30.000 Kinder mit einer Rötelnembryofetopathie geboren wurden (vgl. Dr. med. K. F.

Gruber-Gerardy 2007). Mittlerweile tritt diese Krankheit in den westlichen Ländern nur noch selten als Ursache von Taubblindheit oder Hörsehbeeinträchtigung auf, da sie mittels Impfstoffen stark eingedämmt werden konnte und ihre verheerenden Folgen nun den Menschen bekannt sind.

Heutzutage gibt es weitaus über 70 Ursachen für diese spezielle Beeinträchtigung, davon überwiegend Frühgeburten, Fruchtwasservergiftungen, Chromosomenanomalien oder selten auftretende, genetisch bedingte Syndrome, wie z.B. das Usher-Syndrom. Dies ist eine autosomal-rezessiv vererbte Hörsehbehinderung, bei der sich eine angeborene cochleäre Innenohrschädigung mit einer Degeneration der Netzhaut (Retinitis pigmentosa [RP]) kombiniert. Es ist heutzutage eine der Hauptursachen und wird unterschieden in drei verschiedene Typen von Usher. Typ I hat eine angeborene Taubheit mit einer im Kindesalter beginnenden RP. Usher-Erkrankte vom Typ II sind mit einer unterschiedlich ausgeprägten Schwerhörigkeit geboren und im frühen Erwachsenenalter beginnt die zunehmende Degeneration der Netzhaut und bei Typ III beginnt die RP ebenfalls im frühen Erwachsenenalter, bei einem fortschreitenden Hörverlust. Einhergehend mit der Schwerhörigkeit oder Taubheit sind beim Usher-Syndrom Sehfunktionsstörungen, wie Nachtblindheit, Blendempfindlichkeit, ein vermindertes Farb- und Kontrastsehen, Gleichgewichtsstörungen und ein eingeschränktes Gesichtsfeld (in einigen Fällen nur bis zu 5°) oder Gesichtsfeldausfälle (vgl. Große-Wilde; Haas 2009).

Bei den Frühgeburten stellt sich das Problem dar, dass die Entwicklung der auditiven und visuellen Organe nicht vollständig abgeschlossen werden konnte. Und auch verschiedenartige Probleme während der Geburt, wie Sauerstoffmangel oder Hirnblutungen oder Erkrankungen in den ersten Lebensmonaten können zu einer Taubblindheit oder Hörsehbeeinträchtigungen beim Kinde führen. Abschließende nicht zu vergessen, sind die Ursachen für spätertaubte und -erblindete Menschen. Hier bezieht sich der überwiegende Teil auf einen altersbedingten oder unfallbedingten Seh-und Hörverlust.

4.   Spracherwerb von taubblinden Kindern

Der Spracherwerb ist ein Prozess, bei dem Kinder in Wechselwirkung mit anderen Personen und ihrer Umwelt eine Möglichkeit erlernen, sich mithilfe von Sprache auszudrücken. Taubblinde Menschen kommunizieren selten über die Lautsprache. Es werden andere Kommunikationssysteme (siehe Kapitel 6) genutzt.

Bis sie in einer Institution, wie z.B. Kindergarten, Schule, Heim, Förderzentrum oder ähnliche, gezielt zu einer Kommunikationsform geführt werden verfügen Taubblinde Kinder oft über gar keine Sprache. Die meistens sprechenden und sehenden Eltern oder Betreuer versorgen das Kind und lesen ihm „die Wünsche von den Lippen ab", ohne dass es sich mitteilen muss. Aufgrund der fehlenden Notwendigkeit zu kommunizieren entwickelt das betroffene Kind kein Sprachverständnis und hat nicht den Drang sich auszudrücken. Möchte man dem Taubblinden nun ein Kommunikationsmedium näher bringen, muss man die individuellen Bedingungen des Kindes berücksichtigen. Je nach Hör- oder Sehfähigkeiten, kognitiven oder motorischen Einschränkungen und evtl. vorhandener Begleiterkrankungen wird ein auf das Individuum zugeschnittener Förderplan erstellt. In der Arbeit mit taubblinden Kindern und Jugendlichen sollte deshalb eine Lehrperson maximal drei Kinder betreuen. Um den Spracherwerbsprozess zu optimieren, sollte dieser im Einzelunterricht geschehen.

Das Erwerben der Sprache erfolgt über verschiedene Ebenen. Man kommt von einem Gegenstand über ein Bezugsobjekt hin zum Symbol und schließlich zur (Schrift-)Sprache. Nicht jedes Kind durchläuft alle diese Stufen und nur ein Drittel erreicht die letzte Ebene. Vor allem bei zusätzlichen geistigen und kognitiven Beeinträchtigungen stagniert der Spracherwerb auf der Bezugsobjekt- oder der Symbolebene, sodass die Betroffenen sich über Symbol- und Bildkarten, elektronische Kommunikationshilfen, taktile Gebärden etc. verständigen. Der Spracherwerb beginnt auf der Gegenstandsebene mit dem täglichen Umgang mit einem Objekt aus dem Alltag. Soll das taubblinde Kind das Wort „schwimmen" kennenlernen, kann man einen Badeanzug als Gegenstand wählen. Jedes Mal vor dem Schwimmen befühlt und ertastet der Betroffene den Badeanzug und erkennt im Laufe der Zeit den Bezug zum Schwimmen. Nun ist die Bezugsobjektebene erreicht und der Badeanzug steht stellvertretend für den Begriff „schwimmen". Reproduziert der Lernende den Begriff, indem es zum Beispiel den Badeanzug in die Hand nimmt, wenn es sich in einer Schwimmhalle befindet oder damit den Wunsch ausdrückt, schwimmen zu gehen, kann der Lehrende davon ausgehen, dass der Taubblinde die Funktion und Bedeutung des Objektes verstanden hat. Im Folgenden werden die Bezugsobjekte reduziert bzw. abstrahiert. Beispielsweise wird ein Stück Stoff, oder eine Zeichnung des Badeanzugs als Relief auf eine Karte geklebt und stellt nun ein Symbol dar. Der Übergang vom Bezugsobjekt zum Symbol muss individuell gestaltet werden und Schritt für Schritt verlaufen um das Sprachverständnis des Kindes nicht zu überfordern. Wenn der Umgang mit dem Symbol geübt, wiederholt und vom Kind verstanden wurde, folgt die letzte Stufe. Der Begriff wird dem Kind mithilfe des verwendeten Kommunikationssystems, z.B. Lormen, Braille, Gebärden, Fingeralphabet, etc., vermittelt. Im besten Fall erkennt das Kind den Zusammenhang zwischen der Buchstaben- bzw. Zeichenfolge und dem Symbol und ist in der Lage den Begriff zu reproduzieren und hat somit die Schriftsprachebene erreicht. Auch dann muss der Umgang mit dem Begriff weiter wiederholt werden, um das Sprachverständnis zu festigen.

5. Anbahnung von kommunikativen Fähigkeiten bei hörsehgeschädigten/taubblinden Kindern nach Jan van Dijk

Professor Jan van Dijk entwickelte seine Methode in den 60er-Jahren aus der Arbeit mit mehrfachgeschädigten gehörlosen Kindern. Am „Institut voor Doven" in den Niederlanden arbeitete er über 20 Jahre mit taubblinden Kindern an einem Konzept für die Hinführung zur Kommunikation (vgl. Köhler 1988, S. 136).

Das Symbolverständnis ist die Voraussetzung für die erfolgreiche Nutzung eines Kommunikationssystems. Die differenzierte Kommunikation kann nur gelingen, wenn dieses vorhanden ist. gelingen. Nach van Dijk sollen die Grundlagen für ein Symbolverständnis durch die Förderung der vorangehenden Stufe, d.h. der *präsymbolischen Stufe,* geschaffen werden. Zunächst wird ein Signalverständnis, die Erkenntnis, dass auf eine Handlung eine Reaktion folgt, angebahnt, um es in einem weiteren Schritt zu einem Symbolverständnis auszubauen (vgl. Köhler 1988, S. 136). Die präsymbolische Stufe ist in 5 Stufen unterteilt. Diese überschneiden sich teilweise. Bevor man ein Kommunikationssystem einführt, muss das Kind alle Stufen durchlaufen haben (vgl. Köhler 1988, S. 137). Van Dijk nennt drei vorsprachliche Fähigkeiten, die das Kind während der präsymbolischen Stufe erwerben soll. Das Kind muss lernen,

- dass es kommunizieren kann
- dass es Dinge gibt, über die kommuniziert werden kann
- dass es Menschen gibt, mit denen man kommunizieren kann

In den präsymbolischen Stufen lernt das Kind Signale für bestimmte Abläufe und Gegenstände zu erkennen und zu verstehen. Dies erfolgt zunächst über Bewegung und Spiele, z.B. Kitzeln, Fangen, Krabbeln etc., in denen das Kind Zeichen, wie das Heben der Hand oder zwinkern, für Beginn und Ende selbst findet. Im weiteren Verlauf werden die Signale abstrakter, zeit- und ortsungebunden und führen so zu natürlichen Gebärden.

Dabei handelt es sich um Handzeichen, die Eigenschaften oder mögliche Handlungen in Bezug auf ein Objekt darstellen. Sie beruhen auf individuellen Vorstellungen von einem Gegenstand und sind damit in der Regel nicht konventionell (vgl. Köhler 1988, S. 141). Um natürliche Gebärden entwickeln zu können, sind zwei Faktoren wichtig:

Die *Dekontextualisierung*, d.h. das Kind muss antizipieren können. Es benutzt z.B. die Gebärde für „Essen" beim Betreten der Küche. Ihm ist bewusst, dass es dort etwas zu Essen bekommt.

Bei der *Denaturalisierung* geht die Gebärde von einer großen Armbewegung zu einer kleinen, ökonomischeren Handbewegung über. Somit wird das Zeichen reduzierter und abstrakter (vgl. Köhler 1988, S. 141).

Mit den natürlichen Gebärden ist bereits der Schritt zur symbolischen Stufe der Sprachentwicklung vollzogen. (vgl. Köhler 1988, S. 141). Im Anschluss an die präsymbolische Stufe erfolgt die Einführung eines Kommunikationssystems, das individuell für das betroffene Kind ausgewählt wird. Es soll möglichst gut an die Fähigkeiten der Person angepasst sein. Van Dijk schlägt bei Kindern mit einem Sehrest die Gebärdensprache vor (vgl. van Dijk

1982, S. 492). Für Taubblinde empfiehlt er ein System, dass sich auf die Schriftsprache stützt.

Der Weg zur Gebärde, bzw. zum alternativen Kommunikationssystem, ist lang. Nicht alle mehrfachbehinderten Kinder erreichen dieses Ziel. Wichtig ist aber, dass vor allem kleinste Schritte auf dem Weg dorthin honoriert werden (vgl. Köhler 1988, S. 142).

6. Kommunikationsformen Hörsehbehinderter/Taubblinder

Die Kommunikation mit hörsehbehinderten/ taubblinden Kindern erfolgt unter erschwerten Bedingungen, weil Lehrer und Schüler ihre Hände als Kommunikationsmittel einsetzen müssen. Entsprechend ihrer Fähigkeiten verfügen die Kinder über verschiedene Kommunikationsmöglichkeiten oder erlernen diese.

Je nachdem, welche Sprache vom Betroffenen erlernt wurde, wird er seine bisherige Kommunikationsform auch nach Eintreten der Taubblindheit weiter nutzen. So sind vormals Blinde, die ihr Gehör verlieren, deutschkompetent und werden sich auch weiterhin in Lautsprache äußern. Gehörlose, die erblinden, haben die Gebärdensprache als Muttersprache. Um diese Sprache wahrnehmbar zu machen müssen die Gebärden abgefühlt werden. Es gibt drei Grundregeln der Kommunikation mit taubblinden oder hörsehbehinderten Menschen (vgl. Aitken 2000, S. 25-28):

1. Schaffen einer Kommunikationsbeziehung zwischen dem Kind und dem Lehrer durch Vertrauen und die nötige Zeit.
2. Zielgerichtetes Schaffen einer Entdeckungsreise durch die Welt des Kindes. Zielgerichtet insofern, dass die Erfahrungen auf die Weise strukturiert sind, dass das Kind dabei sich selbst und seine Welt entdeckt und so von sich aus die Welt erfahren und erweitern kann.
3. Die Menschen um das hörsehbehinderte/taubblinde Kind sollten darauf achten, dass die Kommunikationssituationen Entscheidungssituationen bezüglich des Alltags des Kindes – das heißt mit unmittelbaren Auswirkungen – darstellen, so dass das Kind lernt, immer abstraktere Entscheidungen zu treffen.

6.1. Lautsprache

Wird ein Kind gehörlos geboren, so hält es die Lautsprache am Anfang für ein Spiel, welches es nicht verstehen kann: Menschen sehen sich an, wobei sich ihr Mund immer wieder öffnet und schließt. Später fällt es dem Kind schwer, die Lautsprache zu erlernen, weil es die von anderen Menschen erzeugten Töne, Umweltgeräusche und zuletzt seine eigene Stimme nicht hören kann. Schwerhörige Kinder mit Hörgeräten oder Kinder, die erst einige Jahre nach der Geburt ihr Gehör verlieren, tun sich damit leichter.

So sind lautsprachlich orientierte taubblinde Menschen meistens blind oder sehbehindert geboren und erst nach dem Spracherwerb ertaubt. In der Regel können sie sich also durch

Lautsprache gut verständlich machen. Die Stimme gehörloser Kinder klingt für Hörende fremd. Diese Kinder kennen weniger Wörter und lesen viel mühsamer als gleichaltrige Hörende. Wenn ertaubte Kinder schreiben, verwenden sie kürzere und einfachere Sätze, die sie ohne Verbindungswörter aneinanderreihen (vgl. Ebbinghaus/Heßmann, 1989, S. 122-123).

Um lautsprachliche Äußerungen zu verstehen, sind gehörlose Personen auf das Lippenlesen und auf technische Hilfsmittel angewiesen. Dabei sind sowohl visuell von den Lippenstellungen wahrnehmbare Sprechtöne als auch die eventuell mit Hilfsmitteln gehörten Töne für sie nur bruchstückhaft wahrnehmbar. Übermittelte Informationen müssen daher teilweise „erraten" werden, wobei Hinweise aus dem Kontext der Umgebung und aus vorhergehenden Sätzen herangezogen werden.

Vielfach wird bei nicht direkt therapierbarer Taubheit als medizinische Maßnahme eine technische Hörhilfe, wie ein Hörgerät oder ein Implantat, verschrieben bzw. angewendet. Diese können ein Hörerlebnis vermitteln, sind jedoch meist nicht ausreichen, um damit unmittelbar die Lautsprache zu verstehen. Außerdem muss der Hörhilfen-Einsatz in der Regel von einem speziellen Training begleitet werden. Das hörgeschädigte Kind ist daher nicht nur auf technische Hilfsmittel, sondern auch auf eine spezielle Hör- und Sprecherziehung angewiesen, mit der – je nach Begabung und Übung – die Lautsprache erlernt werden kann. Für die eigene Sprech-Schulung ist die auditive Rückkopplung oft nicht genügend nuanciert und die komplexe Kontrolle des Sprechapparates ist schwierig.

6.2. visuelle Gebärden

Eine Form der körpereigenen Kommunikation sind visuelle Gebärden. Sie sind besonders für Hörsehbehinderte mit einem Sehrest geeignet. Dies sind Bewegungen, die eine konventionelle Bedeutung haben. Gebärden können unterschiedliche Funktionen, wie z.B. Lautsprache unterstützen oder ersetzen, haben. Gangkofer benutzt den Oberbegriff *visumotorische Zeichen* für alle Symbole, die mit den Händen oder Armen produziert werden und eine konventionelle Bedeutung haben. Der Wert solcher Zeichen ist sehr unterschiedlich. Ein Zeichen kann einen Laut, einen Buchstaben oder ein ganzes Wort repräsentieren (vgl. Gangkofer 1992, S. 401).

In Deutschland wird der Bereich der visumotorischen Zeichen in die Deutsche Gebärdensprache (DGS), die lautsprachbegleitende Gebärden (LBG) und die lautsprachunterstützenden Gebärden (LUG) gegliedert. Die Deutsche Gebärdensprache ist im Gegensatz zu den später genannten Kommunikationssystemen eine eigenständige Sprache und verfügt als solche über eine vollständige Grammatik. Sie ist ebenso komplex wie andere Sprachen, jedoch werden die Einheiten nicht akustisch, sondern visuell wahrgenommen. DGS ist wie andere Sprachen natürlich gewachsen und daher landesspezifisch. Es werden darüber hinaus zum Beispiel in Deutschland verschiedene Dialekte unterschieden.

Hörsehgeschädigte, die die deutsche Lautsprache gewohnt sind, werden in bestimmten Situationen eher ein Kommunikationsmittel bevorzugen, das das gesprochene Deutsch visualisiert. Das heißt, dass die Grammatik und Wortreihenfolge des Deutschen beibehalten werden und jedes Wort durch eine Gebärde begleitet wird, wie es beispielsweise bei den Lautsprachbegleitenden Gebärden (LBG) geschieht. Es gibt noch weitere ähnliche Kommunikationssysteme wie zum Beispiel das Lautsprachunterstützende Gebärden (LUG), bei dem im Vergleich zu LBG weniger Gebärden verwendet werden und ein größeres Gewicht auf dem Absehen von Mundbewegungen der DolmetscherIn liegt.

6.3. taktile Gebärden

Bei einem nicht ausreichenden oder nicht vorhandenen Sehvermögen werden Gebärden in taktiler Form angeboten. Man spricht auch von „Vierhandgebärden", da sich zumeist alle vier Hände berühren (vgl. Arbeitskreis "Kommunikation mit hörsehbehinderten und taubblinden Menschen", 2005). Begriffe, wie „Gefühlte Gebärden" oder „Taktile Gebärdensprache", welche von Gebärdensprachendolmetchern verwendet werden (Arbeitskreis "Kommunikation mit hörsehbehinderten und taubblinden Menschen", 2005) , weisen auf den Berührungskontakt zwischen den Gesprächspartner während des taktilen Gebärdens hin und repräsentieren so zeitgleich, dass diese Art von Gebärden auch bei völliger Taubblindheit wahrnehmbar ist. Es wird unterschieden in drei Formen:

— *geführte Gebärden.* Dabei werden die Gebärden mit den Händen des Empfängers (Zuhör) an seinem Körper und in seinem Gebärdenraum ausgeführt. Ein ruhiges Halten der

Hände vor den Brustkorb signalisiert das Ende einer Aussage.

- *Monologposition.* Die Hände des Zuhörers liegen auf denen des Sprechers, welche gebärden. Wollen die Gesprächspartner eine Änderung der Sprecher-Hörer-Relation erreichen, wechseln alle Hände ihre Position (vgl.ebd.)

- *Dialogposition.* Zwei Kommunikationspartner gebärden sich gleichzeitig in ihre Hände und treten somit in einen Dialog ein. Die Hände befinden sich dabei in unterschiedlichen Positionen. Aus Sicht von rechtshändig Gebärdenden ist die rechte Hand die Sprecherhand und liegt jeweils auf der Handfläche der linken Hörerhand Hand des Dialogpartners. In dieser Sprechsituation gebärdet nun die Sprecherhand in die Hörerhand des Partners, welcher auf diese Art, das Gesagte aufnehmen kann. Fordert der Zuhörer eine Wiederholung des Gesagten, drückt er mit dem Daumen seiner Sprecherhand die Hörerhand des Erzählenden, um ihm seinen Wunsch zu verdeutlichen. Möchte der Hörer zu einem Anteil des Erzählten ein Feedback geben, so trommelt er leicht gegen die Sprecherhand seines Gesprächspartners. Bei längeren gebärdeten Sequenzen tippt der Hörer ebenfalls in die Sprecherhand seines Gegenübers, um ihm zu zeigen, dass er ihm folgen kann und ihn weiterhin versteht.

In Situationen, in denen ein häufiger Sprecher-Hörer-Wechsel sinnvoll ist, wie z.B. in einer Diskussion oder einem Gespräch bietet sich vor allem die Dialogposition an *„weil beim Wechsel keine Veränderung der Handpositionen notwendig ist"* (ebd.) und weil man die Signale des Partners schneller erfühlen kann. Bei längeren Erzählungen, wie beispielsweise bei einem Dolmetscher, der seinem taubblinden Zuhörer etwas erklärt, beschreibt oder übersetzt (vgl. ebd.) oder bei Lehrvorgängen wählt man im Allgemeinen die Monologposition. Zu den geführten Gebärden ist anzumerken, dass das Vorurteil besteht, der Geführte wäre auch in seiner Antwort geführt und in seinen Reaktionen physikalisch unterstützt und es sei ein *„wenig echter dialogischer Austausch vorhanden"* (vgl. ebd.)

6.4. Fingeralphabet

In der Literatur findet man Begrifflichkeiten wie „manuelles Alphabet", „Daktylalphabet", „Handalphabet", „Fingersprache" oder „Daktylologie" als Synonyme für den Begriff „Fingeralphabet" (vgl. Farell1956, S.10; Kleinau 1967, S.20; Skorochodowa 1951, S 22.). Es ist eine Form der Kommunikation, bei der die Schreibweise eines Wortes mit Hilfe der Finger durch die Wiedergabe der Buchstaben des Alphabets buchstabiert wird. Die Wahrnehmung erfolgt dabei visuell oder taktil. Letzteres bezeichnet man als Daktylieren von Worten. Im Bereich der Gebärdensprache dient das Fingeralphabet der Betonung von Wörtern der Lautsprache, dem Buchstabieren spezifischer Wörter, für die es keine Gebärdenzeichen gibt oder der Vermittlung von Personen- und Ortsnamen.

Einen Bezug zur Umgebung, zu Handlungen und Interaktion über das Fingeralphabet zu erlangen, ist für Taubblinde sicherlich mit einem hohen Aufwand und Schwierigkeiten verbunden, da der

Input nur auf taktiler Wahrnehmung basiert. die Geschichte der Unterrichtung von Helen Keller beweist, dass es nicht unmöglich ist. Ihre Lehrerin Anne Sullivan lehrte das taubblinde Mädchen vom ersten Tag ihrer Begegnung an, im Fingeralphabet. Ihre Methode war es, das Kind einen Gegenstand berühren zu lassen und zeitgleich den Namen des Gegenstandes in die freie Hand zu daktylieren. Den Durchbruch erreichte Helen Keller, als sie den Zusammenhang zwischen dem Fühlen des Elements Wasser und dem über das Fingeralphabet vermittelte Wort „water" (Wasser) erkannte und die Methode seither aktiv anwandte.

Wie der Pädagoge Gustav Eduard Riemann, welcher wie Sullivan am Ende des 19. Jahrhunderts unter Gebrauch des Fingeralphabets taubblinde Schüler unterrichtete, bereits erkannte, können durch Berührungen kleinste Nuancen einer Mitteilung vermittelt werden. So kann man *„leise und kräftig, ruhig und bewegt [...] mit Trauer und mit Fröhlichkeit fingern"* (Riemann 1916 S.17).

6.5. Lormen

Das Lormen ist eine weitere kommunikative Form, bei der die Buchstaben des Alphabets taktil über die Hände vermittelt werden. Es wurde 1881 von Heinrich Landesmann -unter seinem Pseudonymen Hieronymus Lorm entwickelt, welcher bereits in seiner Jugend ertaubte und später im Alter erblindete. Um als Schriftsteller weiterhin kommunizieren zu können, erfand er aus der eigenen Betroffenheit heraus das nach ihm benannte Lormen-System, welches sich alsbald in Deutschland wegen seiner leichten Erlernbarkeit und Effizienz schnell durchsetzte und zu Anerkennung fand. Jeder Buchstabe besitzt einen Platz auf der Handinnenfläche und kann durch Tippen oder Auf- und Abstreichen in diese gelormt werden z.B. befindet sich der Buchstabe „A" auf der Spitze des Daumens und wird durch einmal tippen in die Hand geschrieben. So kann man einzelne Worte buchstabieren und Inhalte vermitteln.

Bei dieser kommunikativen Form berühren sich die Hände der Gesprächspartner, weshalb man oftmals auch vom Tastalphabet spricht (vgl. Riemann 1916, S.13). Gelormt wird zunächst in die linke Hand des Empfängers (in Ausnahmefällen auch in die rechte Hand). Ziffern und Satzzeichen werden in die Hand gemalt oder mittels Morsezeichen in die Hand geklopft. Durch einen leichten Schlag auf die Handinnenfläche wird das Wortende signalisiert und eine leichte Wischbewegung deutet eine Korrektur des Wortes an.

Zudem besteht auch das sogenannte gezeigte Lormen, welches eine visuelle Kommunikationsform repräsentiert und für

Menschen geeignet ist, welche noch über einen Sehrest verfügen. Hierbei lormt der Sprecher in seine eigene Hand, sodass es sein Gegenüber sehen kann.

Die Nutzung dieses speziellen Alphabets kann regional und besonders in Bezug auf bestimmte Sonderzeichen sehr unterschiedlich sein. Speziell für spät erblindete und gehörlose Menschen bietet sich diese Form der Kommunikation an, da die meisten bereits zum Eintritt ihrer Beeinträchtigung buchstabenkompetent sind und somit nur geringe Verständnisschwierigkeiten aufzeigen.

6.6. Braille

Die Brailleschrift oder auch Blindenschrift ist eine Methode, die es blinden und hochgradig sehbehinderten Menschen ermöglicht, Schrift zu lesen und zu schreiben. Die Punktschrift wurde 1825 von Luis Braille, einem als Kind erblindeten, Franzosen erfunden und besteht aus sechs nummerierten taktil wahrnehmbaren Punkten, die in zwei Spalten zu je drei Punkten angelegt sind. Die Schrift arbeitet mit Punktmustern, die, mithilfe von Braille-Schreibmaschinen oder Braille-Druckern, von der Rückseite in das Papier gepresst werden, sodass sie als Erhöhung mit den Fingerspitzen abgegriffen werden können.

Für die Ausgabe von Texten in Brailleschrift durch den Computer werden Braillezeilen verwendet. Dabei handelt es sich um ein Ausgabegerät, welches an den Computer angeschlossen ist und die Zeichen, die sich auf dem Bildschirm befinden in Brailleschrift darstellt. Dabei tasten die Benutzer mit den Fingern unterhalb der

Tastatur jeweils eine Textzeile ab. Da für die Arbeit am Computer mehr Zeichen notwendig sind, als sich mit sechs Punkten darstellen lassen, werden bei der Braillezeile noch zwei weitere Punkte je Braillezeichen hinzugefügt, so dass acht Punkte, das sogenannte Eurobraille, zur Verfügung stehen. Auf diese Weise erhält man 256 Kombinationen. Die Codierung der Standardzeichen bleibt dabei jedoch gleich, die unterste Zeile bleibt lediglich leer.

Das Erlernen der Brailleschrift ist ein elementarer Bestandteil der Bildung taubblinder Kinder in der Schule. Dort werden ihnen die Punkte mithilfe von Steckspielen, Puppen, Murmeln etc. nähergebracht. Anschließend wird der Umgang mit Jumbo-Braille, einer vergrößerten Variante der Symbole, die den Tastsinn sensibilisiert, erlernt. Liegt eine motorische Störung, Lernbehinderung oder geringe Sensitivität der Finger vor, verbleiben die Kinder auf dieser Stufe. Andererseits werden die Punkte im Verlauf immer kleiner und es kommen immer mehr Zeichen hinzu bis der endgültige Umgang mit der Brailleschrift erreicht ist. Erfahrene Braille-Leser können etwa 100 Wörter pro Minute lesen.

Das inhaltliche Angebot in Brailleschrift umfasst ein weites Spektrum unterschiedlichster Werke. Es reicht von klassischer und moderner Literatur, über Fachbücher bis hinzu unterschiedlichsten Lektüren und Ratgebern. Es existieren auch Zeitschriften zu unterschiedlichsten Themenbereichen.

6.7. Sonstige Formen

Im Verlauf der historischen Entwicklung der Rehabilitation und Teilhabe taubblinder und hör-sehbehinderter Menschen sind noch viele weitere Konzepte entstanden, welche es ermöglichen ohne oder mit einem beeinträchtigten Seh- und/ oder Hörsinn zu kommunizieren. Im Verlauf dieses Kapitels wurden die gebräuchlichsten von Ihnen bereits vorgestellt. Die für die Zielgruppe bedeutungsvolle Vielfalt soll an dieser Stelle jedoch nicht unterschlagen werden, weshalb im folgenden Abschnitt eine kurze Darstellung weiterer Kommunikationssysteme erfolgen wird.

Riemann spricht von einer Art Tastapparat mit sechs Zapfen (ähnlich derer einer Braillemaschine), die einen Buchstaben formen können. Dem Hörenden wird diese Form in die *„(…) Hohlform seiner linken Handfläche (…)"* (Riemann 1916, S.16) gegeben, sodass der Buchstabe in seine Handinnenfläche gedrückt wird. Man wollte die Idee dieser Maschine in elektronisch bedienbarer Form verwirklichen um sie als Hilfsmittel im Unterricht mit mehreren Schülern zu nutzen (vgl. ebd.). Fortführend berichtet Riemann jedoch nicht darüber. Je nach Größe und Schwere benötigt der Apparat einen stabilen Untergrund und muss daher oftmals abgestellt werden, um zu kommunizieren. Dies beeinflusst nachhaltig Situationen spontaner sprachlicher Verständigungsversuche, da der Betroffene abhängig von vorhandenen Stellplätzen ist.

Die Sprechtafel ist ein Karton, auf dem Zahlen, Wörter und Symbole abgebildet sind. Daneben befinden sich leere Felder, die mit selbstklebenden Zeichen nach den individuellen Bedürfnissen gestaltet werden können. Für Menschen mit einem Rest Sehvermögen oder ertaubte Menschen, die nicht sprechen besteht hierin die Möglichkeit über die bildlichen Symbole ihre Bedürfnisse und Wünsche zu äußern, indem sie auf die Felder verweisen. Riemann spricht bei dem Begriff *„Sprechtafel"* von *„(...) einer Metallplatte, welche von erhabenen Braille-Buchstaben(...)"* (ebd.) bedruckt ist. Ein Taubblinder liest dabei, indem sein Finger vom Erzählenden auf die einzelnen Braille-Zeichen getupft wird.

Hinzukommend ist ein traditioneller Kommunikationsweg, welcher auch vielseitig im Bereich der Kommunikation von mehrfachbehinderten Menschen angewandt wird. Gemeint sind Bezugsobjekte, *„Objekte, denen eine bestimmte Bedeutung zugewiesen wurde. Sie stehen repräsentativ für eine Person, eine Aktivität oder eine Situation."*(vgl. Arbeitskreis "Kommunikation mit hörsehbehinderten und taubblinden Menschen", 2005*)*. Zum Beispiel könnte man einem Taublinden immer vor dem Essen eine Gabel in die Hand geben. Bald weiß der Lernende, bei dem Bezugsobjekt „Gabel", dass er sich in der Situation des Essens befindet. Wichtig ist, zu Beginn der Verwendung von Bezugsobjekten einen unmittelbaren Bezug zwischen Objekt und Handlung zu schaffen. Zusätzlich wird durch diese Methode das abstrakte Denken gefördert, da sich das Abstraktionsniveau der Objekte zunehmend verändern lässt (vgl. Kapitel 4).

7. Hörsehbehinderte/taubblinde Menschen in der Schule und Rehabilitation

Schwerpunkte in der Arbeit mit taubblinden bzw. hörsehgeschädigten Kindern sind eine intensive Förderung der auditiven und der visuellen Wahrnehmung, der Aufbau geeigneter Kommunikationssysteme, die Entwicklung des Sozialverhaltens und die Vermittlung von Umwelterfahrungen sowie die Schulung der für eine eigenständige Lebensführung notwendigen Fertigkeiten, somit wird die Möglichkeit der Partizipation an gesellschaftlichen Bereichen wie z.B. Arbeit, Wohnen und Bildung gegeben.

Viele hörsehbehinderte oder taubblinde Kinder und Jugendliche haben über die Förderschwerpunkte Hören und Sehen hinaus auch einen erheblichen Förderbedarf in den Bereichen Geistige Entwicklung, Sprache, Lernen, emotionale und soziale Entwicklung und körperliche und motorische Entwicklung. Die Förderplanung sollte deshalb stets im Team erfolgen, die interdisziplinärere Zusammenarbeit mit psychologischen und medizinischen Fachbereichen sollte zu den Voraussetzungen gehören. Auch die Lernziele und -inhalte müssen den besonderen Lernbedingungen des einzelnen hörsehbehinderten oder taubblinden Schülers angepasst werden.

7.1. Frühförderung

Die frühzeitige Förderung hörsehbehinderter oder taubblinder Kinder ist bedeutsam, weil die kindliche Entwicklung von Beginn an entscheidend durch Sehen und Hören beeinflusst und vorangetrieben wird. Das Sehen hat elementare Bedeutung für die Aufnahme von Informationen aus der Umwelt, für die motorische Entwicklung und für die Imitation. Ebenso entscheidend ist die Bedeutung des Hörens für die Entwicklung der Kommunikation. Sind beide Fernsinne in ihrer Leistungsfähigkeit gemindert, treten schwere Beeinträchtigungen in der Gesamtentwicklung auf.

Die Erfassung, der Umgang und die Auseinandersetzung mit der personalen und sachlichen Umwelt sowie die Kommunikation sind so erschwert, dass taubblindenspezifische Techniken und Hilfsmittel für eine angemessene Förderung eingesetzt werden müssen. Die Kinder leben oft in großer Isolation, sodass eine spezielle Interaktionsförderung notwendig ist, um soziale Kontakte zu initiieren. Zur Anbahnung der Kommunikation sind neben der Lautsprache alternative bzw. ergänzende Systeme erforderlich. Dies sind individuell angepasste Kommunikationsmittel wie Symbolgegenstände oder Gebärden.

Weitere Schwerpunkte der Frühförderung beziehen sich auf die personale Umgebung des Kindes. Die Familie erhält Unterstützung durch Information der Eltern über die Behinderung, ihre Auswirkung und die Möglichkeiten zur Förderung, Außerdem werden Informationen zu den Themen wie Hilfe bei der Wahrnehmung sozialrechtlicher Möglichkeiten, Beratung über

Hilfsmittel und Familien entlastende Dienste und Vermittlung von Kontakten zu anderen Eltern angeboten. Auch die übrigen an der Erziehung des Kindes beteiligten Personen in Sonderkindergärten oder anderen Frühförderstellen werden intensiv beraten. Hier werden Inhalte, wie interdisziplinäre Zusammenarbeit mit Frühförderzentren, Therapeuten und Ärzten ebenso thematisiert wie die Koordination von Fördermaßnahmen.

7.2. Schul- und Werkstufe

Der schulische Unterricht orientiert sich grundsätzlich an den Erziehungs- und Unterrichtszielen der allgemeinen Bildungseinrichtungen. Bei allen pädagogischen Bemühungen sollte man die diagnostischen Befunde berücksichtigen. Die Lernziele und -inhalte, Unterrichtsverfahren und -medien sowie die Lernkontrollen werden den besonderen Lernbedingungen des einzelnen hörsehbehinderten oder taubblinden Schülers angepasst und bilden die Grundlage für einen individuellen Förderplan. Die am Lernprozess orientierte Beobachtung und Analyse stellt sicher, dass die Förderung dem jeweiligen Entwicklungsstand folgt.

Zur Entwicklung der kommunikativen Fähigkeiten werden unter Berücksichtigung der individuellen Fähigkeiten geeignete Kommunikationssysteme vermittelt. Sie bedürfen während der gesamten Schulzeit ständig der Erweiterung und Differenzierung. Eine möglichst selbstständige Lebensführung wird durch die Förderung der lebenspraktischen Fertigkeiten ermöglicht. Die hörsehbehinderten oder taubblinden Menschen lernen, sich in ihrer Umgebung zu orientieren, sich weitgehend selbst zu versorgen und technische Hilfsmittel zu nutzen, beispielsweise bei der Zubereitung einer Mahlzeit. Außerdem wird das Sozialverhalten intensiv gefördert, indem der Betroffene Umgangsformen, Wertvorstellungen, Tischmanieren, etc. erlernt, was der behinderungsbedingten Isolation entgegenwirken kann. Hörsehbehinderte oder taubblinde Schüler lernen, die Dinge ihrer Umwelt wahrzunehmen, Ich-Bewusstsein zu entwickeln und sich als Teil einer Gemeinschaft zu erfahren. Ihr Selbstbewusstsein wird gestärkt. Sie lernen Normen zu beachten und Wertvorstellungen anzunehmen. Ihnen wird die Ausführung von Aufgaben übertragen, wobei sie in zunehmendem Maße erlernen, Verantwortung zu übernehmen.

Ein Schwerpunkt insbesondere der Werkstufe liegt in der Vermittlung von Fertigkeiten und Fähigkeiten für ein späteres Arbeitsleben. Die Inhalte orientieren sich an blindenhandwerklichen Tätigkeiten, an industrieller Arbeit sowie an Arbeiten, die in Werkstätten für behinderte Menschen ausgeführt werden. Durch Interaktion mit Kollegen und den Umgang mit den Werkstoffen wird den Jugendlichen die Fähigkeit vermittelt, in das Arbeitsleben einzutreten und sich in eine Arbeitsgruppe einzugliedern. Ziel ist es, den Jugendlichen, in Zusammenarbeit mit Eltern und Betreuern, zu einer angemessene Arbeits- und Wohnsituation zu verhelfen. Die schulische Institution sollte nach der Schulzeit als Ansprechpartner und Treffpunkt zur Verfügung stehen, um den Prozess des Loslösens zu erleichtern.

7.3. Erwachsene in der Rehabilitation

Erwachsene Menschen, die von Taubblindheit oder Hörsehbehinderung betroffen sind, benötigen eine umfassende Rehabilitation, welche personale, soziale und berufliche Bereiche betrifft. Dazu gehören Hilfen zur Lebensgestaltung, zur Orientierung und Mobilität, zur Entwicklung des Selbstbewusstseins, zum Neuerwerb lebenspraktischer Fertigkeiten sowie zur Schulung der verbliebenen sensorischen Fähigkeiten. Darüber hinaus gibt es Programme zur Aufklärung unter medizinisch-biologischen Aspekten.

Die soziale Rehabilitation beinhaltet das Erhalten bzw. Wiederherstellen von familiären und gesellschaftlichen Beziehungen der taubblind gewordenen Erwachsenen. Um zu vermeiden, dass die soziale Einbindung verloren geht, werden Angebote neuer Kommunikationsmittel, -techniken und –hilfen zur Verfügung gestellt und Kontakte zu anderen hörsehbehinderten oder taubblinden Menschen werden angebahnt. Um die neue Lebenssituation zu bewältigen, kann es sinnvoll und notwendig sein, taubblind gewordene Erwachsene für längere Zeit oder auf Dauer in eine Gruppe Betroffener einzugliedern. Ziel der beruflichen Rehabilitation ist es, taubblind gewordene Erwachsene wieder in das Arbeitsleben einzugliedern, um einen Austausch mit Gleichgesinnten zu ermöglichen. Sie ist darum bemüht, den taubblinden Menschen eine Tätigkeit zu ermöglichen, die diese zu befriedigen vermag. Den Rehabilitationsmaßnahmen geht eine sorgfältige pädagogische Diagnose voraus. Wünsche und Vorstellungen der Betroffenen gehen in den individuell erstellten Rehabilitationsplan mit ein und werden mit allen Beteiligten besprochen.

8. Fazit

Diese Arbeit hat aufgezeigt, dass der Personenkreis der Taubblinden und Hörsehbehinderten ein heterogener ist, weshalb eine individuelle Förderung der Betroffenen essentiell ist. Um einen Menschen vor Isolation in der Gesellschaft zu bewahren, ist es notwendig die Anbahnung von Kommunikation in den Mittelpunkt zu stellen. Dies wird verwirklicht, indem man Situationen schafft, in denen Personen miteinander interagieren können und ihnen der Zugang zu einem für sie geeigneten Kommunikationssystem ermöglicht wird. Im besonderen Fall der Taubblinden handelt es sich um Systeme, die nicht auf Lautsprache basieren. Babys kommunizieren zunächst nonvokal, also ohne Lautsprache, und erst später vokal. Dies beweist, dass kommunikative Fähigkeiten bereits vor dem Erwerb von Sprache und Symbolik vorhanden sind. Bei nichtsprechenden Menschen gilt es an diese Fähigkeiten anzuknüpfen und sie zu erweitern. Hörsehbehinderte und Spätertaubte hingegen können aufgrund ihrer verbleibenden auditiven und visuellen Fähigkeiten auf Lautsprache zurückgreifen. Betroffene, welche Schriftsprachkenntnisse erwerben konnten, bedienen sich in der Regel des Fingeralphabets, des Lormens und der Brailleschrift. In wenigen Fällen führen diese Methoden auch bei taubblind geborenen zum Erfolg, was jedoch aufgrund der nicht vorhandenen Buchstabenkompetenz eher ungeeignet ist. Hier wird zumeist auf andere Systeme, wie den verschiedenen Varianten der Gebärden zurückgegriffen. An dieser Stelle wird zwischen visuellen Gebärden, die einen Sehrest voraussetzen und taktilen Gebärden, die auf die haptisch-kinästhetische Wahrnehmung abzielen, unterschieden. Grundsätzlich ist für jeden Lehrenden zu beachten, dass Struktur und Routine die Anbahnung von kommunikativen Fähigkeiten bestimmen sollten und man bei der Aneignung neuer Wörter bedacht vorgehen muss, da taubblinde Kinder kaum bis gar nicht dazu befähigt sind Informationen simultan zu erfassen (vgl. Rodbroe, 1997).

In Kapitel sechs wurde verdeutlicht, dass unzählige Varianten und Methoden existieren, die der Kommunikation von Taubblinden und Hörsehbehinderten dienen. Diese sind jedoch immer noch durch gesellschaftliche Barrieren beschränkt. Eines der größten Hindernisse ist, dass diese Kommunikationsformen nur in Betroffenen- und Fachdienstkreisen verbreitet sind. Gerade im Sinne einer inklusiven Gesellschaft ist es notwendig, Aufklärung zu betreiben und das Interesse der Bevölkerung für alternative Kommunikationssysteme zu wecken.

In Bezug auf die besprochene Thematik ist die besondere Bedeutung der Hände zu erwähnen. Sie dienen dem Taubblinden bzw. Hörsehbehinderten nicht nur als Werkzeug, sondern übernehmen die Funktionen von Augen und Ohren und sind somit Kompensationsorgane und Ausdrucksmittel. Die Hände eines Taubblinden erfassen seine Umgebung und Gesprächspartner und sie müssen fähig sein, Worte, Stimmungen, Gefühlsnuancen und Betonungen auszudrücken und wahrzunehmen. Daraus ableitend muss man den Händen von taubblinden und hörsehbehinderten

Menschen im Alltag, in der Schule und im Beruf spezifische Förderung zukommen lassen. So sollten Lehrende die motorischen Fähigkeiten, speziell die Feinmotorik, und die Sensitivität der Hände intensiv schulen, um sie für die taktile Wahrnehmung zu sensibilisieren.

Abschließend ist die Überlegung zu klären, inwiefern es sich bei den vorgestellten Kommunikationssystemen um eigenständige Sprachsysteme handelt. Nach Vonen ist *„(...) diese Frage zu schwierig (...), um auf einfache Art und Weise beantwortet zu werden"* (Vonen 2000, S. 276). In der Linguistik gibt es Ansätze zur Lösung dieser Frage, die ein Sprachsystem eindeutig charakterisieren. Vonen schreibt, dass eine *„(...) natürliche menschliche Sprache (...) aus einem Symbolsystem, das über ausreichende strukturelle Komplexität und funktionale Flexibilität verfügt, (...)"* (ebd. S. 277) besteht. Weitere Merkmale von Sprachsystemen sind Phonologie, Morphologie, Syntax, Semantik, Pragmatik und das Vorhandensein von Dialekten und sprachlichen Regeln. Mittels dieser Beschreibung lässt sich, im Gegensatz zu den übrigen in dieser Arbeit genannten Kommunikationssystemen, die Deutsche Gebärdensprache als einziges eigenständiges Sprachsystem identifizieren, weil sie über eine eigene Grammatik und Syntax verfügt.

Ein Ziel unserer Gesellschaft sollte es sein, dass in Zukunft auch an den allgemeinen Schulen noch mehr „nichtsprechende" Menschen die Möglichkeit bekämen, sich mithilfe von alternativen Kommunikationssystemen zu verständigen. Sie sollen nicht nur die Chance bekommen zu reden, sondern auch demonstrativ zu schweigen (vgl. Hück 1997, S. 6).

9. Literaturverzeichnis
9.1. Literaturquellen

1. Aitken, S. / Buultjens, M. / Clark, C. / Eyre, J. / Pease, L. (200): Teaching Children who are Deafblind.Contact Communication And Learning. David Fulton Publishers. London

2. Ebbinghaus, H. / Heßmann, J.(1989): Gehörlose. Gebärdensprache. Dolmetschen: Chancen der Integration einer sprachlichen Minderheit. Internationale Arbeiten zur Gebärdensprache und Kommunikation Gehörloser, Bd. 7. Hamburg

3. Farell, G. (1956): Children of the silent night. Perkins School for the Blind. Watertown, Massachusetts

4. Gangkofer, M. (1992): Gebärdensprache, Gebärden und visumotorische Zeichen. In: Zeitschrift für Heilpädagogik. Heft 6. S. 401-405

5. Große-Wilde, R.; Haas, B. (2009): Usher-Syndrom. Was ist das? Pro Retina-Infoserie Nr. 4, 03-2009, Aufl.6 PRO RETINA Deutschland e.V. Selbsthilfevereinigung von Menschen mit Netzhautdegenerationen

6. Hück, R. (1997): Kommunikationshilfen für schwerstbehinderte blinde Menschen. Aus: ISAAC

Deutschland (Hrsg.): Beiträge zur 4. Fachtagung „Unterstützte Kommunikation". Karlsruhe

7. Kleinau, R. (1967): Das Wort in einer taubblinden Welt. In: Oberlinhaus in Potsdam Babelsberg (Hrsg.): Gesprengte Riegel. Aus der Arbeit des Oberlinhauses. Evangelische Verlagsanstalt. Berlin

8. Köhler, R. (1988): Die Hinführung des nichtsprechenden mehrfachbehinderten sehgeschädigten Kindes zur Kommunikation. In: blind-sehbehindert. Heft 3. S. 135-142

9. Löwe, A. (1983): Pädaudiologische Probleme bei der Untersuchung und pädagogischen Förderung taubblinder Kinder. In: Cardinaux, H. : Weit ist der Weg. Leitfaden der Taubblinden-Pädagogik. Deutsches Taubblindenwerk. Hannover

10. Rieman, G. (1916): Taubstumm und blind zugleich. Pädagogische und psychologische Darbietungen. 2. Aufl.: SW68: Schriftenvertriebsanstalt GmbH. Berlin

11. Rodbroe, I. (1997): Language Development in Congenitally Deafblind People. In: Discovering the wor(l)d together. 4th Dbl European Conference on Deafblindness, Madrid

12. Skorochodowa, O. (1951): Jenseits der Nacht. Verlag Kultur und Fortschritt. Berlin

13. Sokoljanski, I. (1951): Einige Worte über die Verfasserin. In Skorochodowa, O.: Jenseits der Nacht. Verlag Kultur und Fortschritt. Berlin

14. Van Dijk, J. (1982):Erziehung und Unterricht Taubblinder. In: Jussen, H.; Kröhnert, O. (Hrsg.): Handbuch der Sonderpädagogik. Band 3. Pädagogik der Gehörlosen und Schwerhörigen. Berlin

15. Vonen, A. (2000): Kongenitale Taubblindheit und natürliche Sprache. In: Zeitschrift für Sprache und Kultur Gehörloser Nr. 52

16. Wagner, M. (2007): Wir sehen mit den Augen des Kollektivs!?: Der Mensch mit schwerer Behinderung zwischen Individualität und Sozialität. Julius Klinkhardt Verlag. Bad Heilbrunn

9.2. Internetquellen

1. Arbeitskreis "Kommunikation mit hörsehbehinderten und taubblinden Menschen" der Taubblindeneinrichtungen (2005): Taktiles Gebärden. Empfehlungen. Online im Internet: URL: http://www.taubblindenwerk.de/aufsatz_taktiles_geb%8Arde n.html [entnommen 30.06.2010]

2. Dr. med. K. F. Gruber-Gerardy. Röteln und ein später Schock aus Australien In: Pädiatrie hautnah 5/2007. Vom Schrecken der Kinderkrankheiten. online im Internet: URL: http://www.paediatrie-hautnah.de/archiv/2007/05/ph0705_288.pdf [entnommen 21.07.2010]

3. Fachdienst Integration Taubblinder Menschen (2009): Taubblindheit. Online im Internet: URL: http://www.fachdienst-itm.de/index.php?menuid=13&PHPSESSID=a 459b3e 00fe5b99db8e2dfbefc3f84f1 [entnommen 18.07.2010]

4. Schlenk, R. / Schulz, P. / Trissia, B. (2005): Die sonderpädagogische Arbeit mit hörsehbehinderten und taubblinden Menschen. Online im Internet: URL: http://www.taubblindenwerk.de/aufsatz_taubblindheit.html [entnommen 19.07.2010]

www.ingramcontent.com/pod-product-compliance
Lightning Source LLC
Chambersburg PA
CBHW070925180526
45168CB00005B/2154